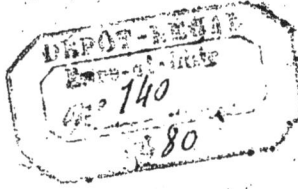

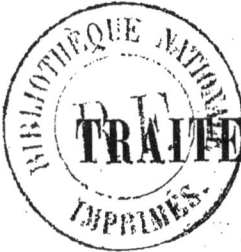

TRAITEMENT CURATIF

DES

ASTHMES NERVEUX ET MUQUEUX

Pour être certain de l'origine de la potion antiasthmatique Aubrée et pour se mettre en garde des contrefaçons on devra exiger :

1°. Les flacons méplats à pans coupés avec les noms suivants incrustés dans le verre.

Aubrée et Guillemain

2°. Les capsules bleues également marquées à ces deux noms.

En outre chaque flacon est muni d'une étiquette indiquant le numéro de la potion car le traitement se compose de 6 flacons numérotés comme suit 1, 2, 3, 4, 5, 6.

L'étiquette et la présente contre étiquette sont revêtues de nos signatures.

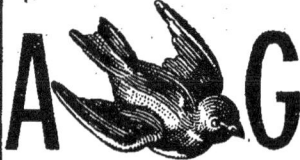

A G

MARQUE DE FABRIQUE.

Aubrée
Ch. Guillemain

DÉPOSE. Tout contrefacteur sera rigoureusement poursuivi.

TRAITEMENT CURATIF

DES

ASTHMES NERVEUX ET MUQUEUX

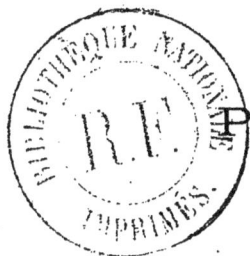

PAR AUBRÉE

Médecin-Pharmacien

MEMBRE DE PLUSIEURS SOCIÉTÉS SAVANTES

A LA FERTÉ-VIDAME (Eure-et-Loir)

Maison AUBRÉE et GUILLEMAIN

✦

CHARTRES

IMPRIMERIE EDOUARD GARNIER

11, Rue du Grand-Cerf, 11.

1880

TRAITEMENT CURATIF

DES

ASTHMES NERVEUX ET MUQUEUX

Pendant vingt années d'exercice de la médecine, m'attachant spécialement au traitement des maladies des voies respiratoires, j'ai pu appliquer et étudier tous les remèdes propres à leur soulagement, former une immense collection d'observations dont je me suis utilement servi toutes les fois que j'ai eu l'occasion de le faire et qui m'ont conduit, après de longues et patientes recherches, à la découverte d'un *véritable curatif de l'asthme*.

Mais tout médicament nouveau n'est jamais bien accueilli des malades et des médecins : les uns et les autres n'y ont point confiance.

D'un côté, j'eus donc à combattre l'incrédulité de beaucoup de malades qui, ayant essayé sans succès toutes sortes de remèdes, en étaient réduits à désespérer de leur guérison; d'un autre, celle des médecins en général, qui regardaient l'asthme comme incurable. A ces derniers, j'opposai des attestations d'une telle authenticité qu'enfin ils se décidèrent à faire l'essai de ma médication sur leurs clients asthmatiques.

Les résultats qu'ils obtinrent furent merveilleux ; aussi, depuis cette époque (il y a de cela vingt ans), n'ont-ils cessé de recommander son emploi non-seulement contre l'asthme, mais encore contre le catarrhe et la bronchite chronique.

Des causes qui engendrent l'asthme.

Ces causes sont excessivement variées, et si je voulais les énumérer toutes, en entrant dans les détails que chacune exigerait pour être bien définie, il me faudrait écrire un volume. Je me contenterai d'en citer quelques-unes, les plus ordinaires.

Les personnes appartenant aux classes élevées de la société sont particulièrement sujettes à l'asthme, et, chose bizarre, c'est l'excès même de précautions qu'elles prennent en vue de préserver leur santé qui provoque cette affection, ainsi que le catarrhe et la bronchite.

Ces personnes font chauffer autant que possible leurs appartements pendant l'hiver, se couvrent d'épais vêtements et restent constamment auprès du feu. Habituées à une température égale à celle qu'on entretient dans les serres, elles éprouvent un sentiment de suffocation et de compression de la poitrine lorsqu'elles s'exposent à l'air vif du dehors. Quand il se renouvelle souvent et qu'il est accompagné d'éternuements, de frissons, d'étourdissements, d'une douleur cuisante derrière le sternum, ce malaise est précurseur de la *bronchite capillaire* ou de l'*asthme*.

Les boissons glacées, que l'on trouve si agréables pendant les fortes chaleurs de l'été, occasionnent ces maladies. L'asthme atteint ceux qui, par état, sont condamnés à mener une vie sédentaire et qui ne savent pas proportionner la nourriture qu'ils prennent au peu d'exercice qu'ils font. Tels sont les savants, les hommes de lettres, les artistes peintres, les graveurs, les dessinateurs, et, en général, toutes les personnes que leur genre de travail oblige à rester assises, le corps plié en avant, pendant des journées entières.

Les passions vives, les émotions morales, l'étude, la méditation et tous les travaux de l'esprit, sont des causes qui engendrent l'asthme. L'air, quand sa pureté naturelle est altérée, détermine surtout cette cruelle affection.

C'est ainsi que les boulangers et les pâtissiers, obligés de s'exposer continuellement à la chaleur de leur four et de respirer un air chargé de *poussière* de farine, deviennent très-souvent asthmatiques ; les minotiers et les meuniers également.

Les hommes employés aux fours à chaux ou à plâtre, les tuiliers, les carriers, les marbriers, les charbonniers, etc., etc., vivant dans une atmosphère viciée par la poussière qu'ils soulèvent autour d'eux en travaillant, ne tardent pas à éprouver des malaises, de la dyspepsie et des flatuosités, symptômes avant-coureurs de l'asthme qui, au bout d'un temps plus ou moins long, se déclare avec une grande violence.

Y sont encore sujets : les charrons, les forgerons, les serruriers, les taillandiers, les ferblantiers, les chaudronniers, etc.; en un mot, tous ceux qui travaillent le fer, le cuivre ou d'autres métaux, et toujours pour la même cause, c'est-à-dire parce qu'ils sont forcés de respirer un air dans lequel voltigent d'innombrables et microscopiques parties métalliques, *poussière* dont l'action sur les bronches est des plus funestes.

Les exhalaisons des marais, l'humidité des maisons neuves ou de celles situées non loin de quelque rivière, le changement d'air ou de climat, provoquent l'asthme.

De l'asthme.

L'asthme véritable, sans lésion organique, est une névrose de l'appareil respiratoire, le plus souvent périodique, revenant par accès que séparent des intervalles plus ou moins longs, pendant lesquels, en général, existe la santé ordinaire.

Les attaques sont quelquefois subites, d'autres fois annoncées par de la dyspepsie, des flatuosités, des bâillements, une gêne dans la poitrine, une urine abondante, aqueuse et limpide.

Elles reviennent ordinairement le soir ou pendant la nuit. Au moment de l'invasion, le malade, brusquement réveillé par un sentiment d'oppression alors dans toute son intensité ou qui augmente progressivement avec une grande rapidité, ne peut supporter la position horizontale et aspire l'air de toutes ses forces; la respiration est précipitée, haletante, entrecoupée, bruyante; la figure est altérée, pâle et fatiguée, ou, au contraire, gonflée et livide. Au bout d'un temps très-variable, les accidents se calment, la toux s'humecte (*asthme muqueux*), l'expectoration s'établit, et souvent une urine colorée et sédimenteuse annonce la fin du paroxysme.

Dans l'*asthme sec* ou *nerveux*, le malade fait des efforts inouïs pour expulser des mucosités, des glaires dont la sortie ne lui apporte que peu ou point de soulagement.

La figure est d'une pâleur livide, puis s'injecte et se gonfle.

La voix est altérée, rauque, difficile ; râles sibilants, sonores ; sueurs, tremblements des membres, extrémités froides. Sur la fin de l'accès, qui se termine plus ou moins rapidement, après des éructations et la sortie de gaz abondants, l'oppression diminue et le malade rend des mucosités soit globuleuses, soit cylindriques ou grumeleuses.

Les accès ont une durée d'une ou de plusieurs heures ; quelquefois de plusieurs jours. Dans le commencement de la maladie, ils surviennent à des intervalles assez longs ; mais, par la suite, ils se rapprochent et finissent par laisser le malade dans un état permanent d'oppression, avec des exacerbations plus fréquentes, qui le menacent à tout instant d'asphyxie.

L'asthme, maladie chronique et héréditaire, est plus commun chez les hommes que chez les femmes. Quelques médecins disent qu'il débute rarement avant l'âge de la puberté ; cela n'est pas tout à fait exact, car *un grand nombre* d'enfants bien au-dessous de 15 ans, et même de pauvres petits êtres âgés seulement de quelques mois, en sont souvent atteints.

Beaucoup d'asthmatiques remettent toujours au lendemain les soins que réclame leur maladie. Je dois les prévenir qu'ils commettent là une grave imprudence ; en effet, l'asthme va continuellement en progressant ; il s'assoupit parfois, mais son réveil est épouvantable. On a recours alors à des palliatifs ; malheureusement, le soulagement qu'ils procurent est de bien courte durée et ils n'empêchent pas les crises de se multiplier et d'atteindre une telle violence que le malade se trouve dans une situation des plus critiques.

Mon remède n'est point cher en raison du prix élevé des substances qui entrent dans sa composition et aussi des frais que nécessite sa fabrication.

Qu'on se donne la peine de calculer les dépenses faites en médicaments de toutes sortes, et on reconnaîtra qu'il eût mieux valu suivre mon traitement, le seul dont on puisse espérer la guérison.

L'asthme est une madie sérieuse qu'il faut soigner sans perdre de temps.

De la potion antiasthmatique Aubrée.

L'efficacité souveraine de ce remède est à présent si bien reconnue qu'il serait superflu d'en publier de nombreuses preuves, comme je l'ai fait dans les précédentes éditions de ma brochure. En effet, et je le dis non sans une certaine satisfaction, presque tous les médecins de la France l'ont expérimenté et sont unanimes à le proclamer le meilleur de tous ceux qui existent pour le traitement des maladies qui affectent l'appareil respiratoire. Un grand nombre de médecins de l'étranger, notamment de l'Angleterre, de la Belgique et de la Suisse, font depuis longtemps une active propagande en sa faveur, ce qui a beaucoup contribué à la grande vogue dont il jouit. Ces Messieurs sont heureux de ne plus en être réduits à prescrire à leurs malades quelques-uns de ces nombreux palliatifs, tels que cigarettes de toutes espèces, papiers belladonés et nitrés, sirops, pilules, etc., qui étaient les seuls médicaments qui procurassent aux asthmatiques un soulagement de courte durée, mais cependant bien apprécié par eux.

C'était déjà beaucoup pour la médecine impuissante, sinon de guérir, au moins de pouvoir soulager ces accès de toux suffocante qui rendent la vie à charge à bon nombre de malades. Les asthmatiques ont maintenant un remède excellent pour se guérir; mais je dois faire remarquer que l'asthme est quelquefois confondu avec une lésion organique du cœur ou du poumon; bien fréquemment, en effet, il est symptômatique d'une maladie de l'un ou de l'autre de ces organes. Dans ces deux cas, mon traitement serait inutile. Mais cela ne doit pas décourager les malades, car le diagnostic est extrêmement difficile à établir pour reconnaître si l'asthme est essentiel ou s'il est la conséquence d'une affection du cœur ou du poumon. Je fais cette observation afin que les personnes qui, sans le savoir, n'auraient pas ces organes parfaitement sains, et chez lesquelles ma médication viendrait à échouer, ne puissent m'adresser le reproche de ne pas les avoir guéries.

Il est donc bien entendu que ma médication ne s'applique qu'à *l'asthme essentiel*, *nerveux* ou *muqueux*, ainsi qu'au catarrhe et à la bronchite chronique. Je tiens chez moi, à la disposition de ceux qui voudront en prendre connaissance, des milliers d'attestations de guérisons.

Si je n'avais craint d'imposer à mes lecteurs une fastidieuse nomenclature j'en aurais fait insérer une grande partie dans cette brochure, néanmoins, pour donner une idée des admirables effets de mon traitement, je crois pouvoir mettre sous les yeux des lecteurs les lettres suivantes, que je prends au hasard :

M. Onfroy, propriétaire à Paris, écrit à M. Aubrée, le 14 août 1862, plusieurs mois après la guérison de sa mère, âgée de 73 ans :

Monsieur,

Ma mère, atteinte d'un asthme des plus violents depuis nombre d'années, souffrait depuis environ trois ans d'une manière épouvantable, et chaque hiver gardait le lit avec des souffrances telles que souvent, dans ses crises, nous croyions qu'elle allait mourir, quand le hasard me fit lire aux annonces l'article que vous y aviez fait insérer. Je lui parlai de cela ; mais, comme moi, peu confiante dans les annonces des journaux, elle ne voulut pas que je vous écrivisse. Je pris cependant la détermination de vous adresser une lettre, et pour qu'elle ne sache pas d'où venait ce médicament, je lui fis un mensonge en lui disant que c'était mon médecin qui lui avait composé cette potion.

Le soir même que je reçus la caisse, je courus chez elle, je la trouvai dans un état alarmant : son grand âge (73 ans), les souffrances qu'elle avait éprouvées, la faiblesse qui résultait du manque d'aliments qu'elle ne pouvait plus prendre, le médecin qui ne savait plus qu'ordonner ; enfin le lendemain matin, elle se soumit à l'usage de votre traitement (croyant que c'était de mon médecin), avec assez de confiance. *La première cuillerée d'abord amena l'expectoration plus facile. A la seconde, les crachats changèrent de couleur : ils étaient gris et compactes ; enfin, à la troisième, elle se sentit dégagée et éprouva un besoin de manger : elle mangea et se sentit mieux.* Elle continua le lendemain et se leva le troisième jour. Elle continua à aller de mieux en mieux, et dans la maison qu'elle habite depuis trente-cinq ans, et dans le quartier où elle est on ne peut plus connue, ce fut à qui crierait au miracle, etc., etc.

Je vous prie d'agréer, avec mes remerciements, l'expression de la plus grande reconnaissance, etc.

ONFROY.

M. GUILLEMET, aumônier à l'Hôtel-Dieu de Poitiers, asthmatique depuis grand nombre d'années, écrit à M. Aubrée, le 22 août 1868 :

Mon cher Monsieur Aubrée,

Vous avez dû trouver bien long le temps que j'ai mis à vous écrire d'après la recommandation que vous m'avez faite de vous faire part du résultat des quatre fioles consommées ;

Le voici : il a été très-heureux ; trois demi-cuillerées prises, je me suis trouvé sans oppression ; ma toux a disparu, et un grand nombre de malades de la ville et de la campagne, ayant appris ma meilleure santé, sont venus demander votre adresse, et depuis, combien d'autres personnes sont venues me féliciter sur ma bonne couleur et mon mieux bien sensible ! etc.

Recevez, mon cher Monsieur Aubrée, avec ma reconnaissance, etc.

GUILLEMET,
Aumônier de l'Hôtel-Dieu de Poitiers.

Paris-La Chapelle, 2 juin 1868.

Mon cher Monsieur,

Je déclare que je me suis très-bien trouvé de votre potion antiasthmatique ; que j'ai pu aller journellement chez mon voisin, Tingot, asthmatique aussi, et que la fille de ce Monsieur, remarquant un mieux très-sensible en moi, s'est informée de ce que je faisais pour obtenir un tel changement et surtout si promptement.

Je me suis empressé de lui indiquer la médication Aubrée ; on en a usé ; même satisfaction, même résulat. C'est à son tour M. Tingot qui l'a indiquée à M. Picard.

Je suis prêt à dire, Monsieur, et à répéter que non-seulement moi, mais encore toutes les personnes auxquelles j'ai indiqué votre traitement, sont parfaitement guéries.

Recevez, cher Monsieur l'expression de ma vive reconnaissance.

Votre tout dévoué,

BESNARD,
Propriétaire, Grand'Rue, Paris-La Chapelle.

Lettre de M. PICARD, dont parle ci-dessus M. BESNARD :

Paris, 7 août 1868.

Monsieur,

Je viens vous remercier d'avoir rendu la santé à mon mari. Croyez bien que je n'oublierai jamais ce bonheur que vous nous avez rendu.

C'est une inspiration qui vient de Dieu de nous être adressés à vous, Monsieur.

Mon mari va bien : il marche et ne ressent plus ses oppressions, il a très-bon appétit et dort bien, lui qui autrefois ne pouvait rester au lit, ayant une oppression continuelle : nous pensions à chaque instant qu'il allait étouffer.

Nous vous avons déjà adressé plusieurs personnes, qui toutes se trouvent très-bien de votre traitement.

Quelle joie pour vous, Monsieur, d'opérer des cures aussi merveilleuses envers tant de personnes !

Recevez, etc.

PICARD,
Propriétaire, boulevard Ornano.

Paris, 23 mars 1866.

Monsieur et honoré Collègue,

Vous avez guéri, avec votre traitement, une de mes clientes atteinte d'un asthme rebelle à tout traitement. Je me permets de vous recommander cette fois une autre de mes malades que je traite en vain depuis des années.

Permettez-moi d'ajouter que votre remède est trop peu connu, et que vous devriez, dans l'intérêt de l'humanité, le publier davantage.

Agréez, etc.

Dr CRESTEY.

Marseille, 11 février.

Monsieur,

Un de mes amis me prie de vous demander trois flacons de votre potion contre l'asthme. J'ai un client qui s'est entièrement débarrassé de son asthme par l'emploi de votre produit, c'est pour cela que je n'ai jamais hésité à le préconiser.

Agréez, cher Confrère, mes sentiments dévoués.

ICARD,
Pharmacien de 1re classe, membre du Conseil d'hygiène,
ex-interne des hôpitaux de Paris, cours Belzunce, 21.

Paris, 6 mai 1869.

Monsieur et honoré Confrère,

Je viens vous accuser réception de votre gracieuse lettre, de votre envoi de médicaments, en même temps vous dire l'état actuel de ma santé. Tout d'abord, j'ai suivi le traitement avec la plus grande exactitude, prenant mes demi-cuillerées trois fois par jour, et je déclare qu'il en est résulté un très-grand mieux ; il m'est possible de parler longtemps, de marcher assez vite, de monter dans mon lit et de m'y étendre sans être suffoqué comme je l'étais le 15 avril, c'est-à-dire le jour que le traitement a été commencé. J'ai entamé le cinquième flacon. Si je reste dans l'état où je suis aujourd'hui, je bénirai assurément et de très-grand cœur la main qui m'a si efficacement secouru.

J'ai été si malheureux en ces derniers temps que je suis résolu à me soumettre à tout pour ne pas retomber dans le misérable état où je me suis vu, et dont je vous remercie avec la plus vive gratitude de m'avoir retiré.

Agréez, cher Confrère, etc.

CAMPARDON,
Docteur-Médecin.

Roye (Somme), 27 février 1873.

Monsieur Aubrée,

Depuis plusieurs années, je prescris votre potion antiasthmatique avec une grande confiance, lorsque la maladie se présente sous forme d'accès violents et de longue durée.

Je vous autorise, Monsieur, à publier ces quelques lignes, parce que je me plais à reconnaître et à constater que votre potion antiasthmatique a une efficacité réelle.

Agréez, Monsieur, l'expression des mes sentiments affectueux.

J. GRÉGOIRE,
Docteur-Médecin.

Laives, par Seumecey-le-Grand (Saône-et-Loire).

Monsieur et cher Confrère,

Depuis cinq à six ans, je prescris à mes clients votre remède contre l'asthme; je n'ai qu'à m'en louer.

Je vous le demande aujourd'hui pour une jeune femme, et je suis plus que certain qu'elle s'en trouvera bien.

BELARD-TAUPENOT,
Docteur-Médecin.

Bruges (Belgique), 7 février 1871.

Monsieur et honoré Confrère,

Veuillez avoir l'obligeance de me faire parvenir six fioles de votre liqueur antiasthmatique. Voici comment je suis parvenu à la connaître et à en constater les effets surprenants :

Ennemi acharné des spécialités et ne les considérant que comme des inventions propres à extorquer l'argent des malades abandonnés, je suis l'homme le plus incrédule à ajouter foi aux annonces. Un jour M. Bogaert, de ma ville, vint me remettre six fioles de votre liqueur, qu'il vous avait demandées pour son père, fort malade de l'asthme; lorsqu'elles sont arrivées, il était mort. Je promis donc de m'occuper de placer votre remède et je l'offris à M. Muller, maréchal à Bruges. Il ne pouvait faire dix pas sans être obligé de se reposer ; quand il montait dix marches, il était à bout ; en un mot, il aurait inspiré de la compassion au plus inhumain. Ma foi, me dit-il, j'ai beaucoup essayé, mais je veux essayer encore ; donnez-moi une fiole de cette potion. Au bout de quelques jours il revint, et je puis le dire sans scrupule, *en dansant.* Encore une bouteille, pharmacien. Je lui fis remarquer que j'avais donné le flacon n° 2 à une fermière et lui cédai le flacon n° 3. Maintenant M. Muller sort sans s'inquiéter du brouillard ni de la longueur de la course ; il n'éprouve plus la moindre gêne dans la respiration.

La personne qui a pris le n° 2 est également rétablie.

En attendant votre envoi, recevez, Monsieur, mes civilités empressées.

Van de Vyvere,
Pharmacien, rue Haute, à Bruges.

<hr>

5 novembre 1874.

Monsieur,

Le malade pour lequel je vous ai demandé trois flacons est on ne peut plus satisfait de la guérison qu'il a obtenue par votre remède. Je suis heureux de vous en faire part.

E. de Verchin,
Fabricant de produits chimiques, à Meslay,
près Vendôme (Loir-et-Cher).

<hr>

Paris, 26 mars 1873.

Cher Confrère,

Monsieur Chabrier, mon client, a fait usage de votre traitement contre l'asthme et s'en est très-bien trouvé. *Il m'a vivement recommandé de le conseiller quand l'occasion se rencontrerait.* Je vous prie donc de m'envoyer les trois premiers flacons pour un autre de mes clients.

Recevez, etc.

Golin,
Pharmacien, rue Rochechouart, 58.

<hr>

Paris, 4 mai 1870.

Monsieur et honoré Confrère,

J'ai la satisfaction de vous annoncer que Mme de Haulme, ma cliente, a cessé, *dès la première cuillerée* qu'elle a prise de votre spécifique, de souffrir d'un asthme dont elle était atteinte depuis huit ans et dont les fréquents accès ne laissaient point de finir par me faire concevoir de vives inquiétudes.

Mme de Haulme désirait vous envoyer elle-même cette attestation ; je l'ai priée de vouloir bien me charger de cette agréable mission, et je vous autorise à faire de mon témoignage l'usage qui vous semblera le plus utile au bien de l'humanité.

Votre tout dévoué,

Dr MASSON D'ARDRES,
Médecin des Crèches de la Seine.

Paris, janvier 1878.

Cher Monsieur,

Votre vieil ami le comte de T***, un de vos nombreux admirateurs, vous envoie ses vœux de bonne année et vous prie de croire à sa vive reconnaissance pour lui avoir sauvé la vie à la faveur de votre potion anti-asthmatique.

Sympathies éternelles.

Cte DE T***,
Né le 5 janvier 1785.

(Guéri depuis 5 ans.)

Tournai (Belgique), 9 novembre 1873.

Monsieur le Docteur,

Il me tarde de vous dire tout le bien que me fait votre traitement et comme j'en suis heureuse. J'ai éprouvé un soulagement immédiat et n'ai plus eu d'accès depuis le 20 septembre que j'en fais usage. Votre remède ne m'a pas fait souffrir une seule fois de l'estomac, et j'ai toujours bien digéré. Enfin, Monsieur, je suis dans un état très-satisfaisant, et tout le monde s'étonne de me voir aussi bien. L'appétit a doublé ; je dors parfaitement et j'ai engraissé.

Recevez, etc.

Comtesse DU BUS.

Mons (Belgique), 11 septembre 1873.

Monsieur et honoré Docteur,

Je prends la respectueuse liberté de venir vous prier de vouloir bien m'adresser une petite brochure que vous avez publiée sur l'asthme. J'ai été témoin d'une guérison si prompte et si radicale au moyen de votre médication, que je suis heureux d'en prendre connaissance.

Agréez, etc.

MICHEZ,
Vicaire de Saint-Nicolas.

Beloil (Belgique), 5 février 1874.

Monsieur,

J'ai l'honneur de vous adresser un nouveau client que l'asthme afflige énormément : il ne peut pas faire quatre pas sans se reposer. Je connaissais son affreuse position et j'ai voulu, Monsieur le Docteur, pour vous payer la dette de mon éternelle reconnaissance (il faut avoir mon cœur pour comprendre tout ce que je vous dois de gratitude), profiter de cette occasion pour lui faire connaître l'efficacité de votre traitement contre l'asthme. Il est venu me voir et est tout enchanté de m'avoir pour preuve de l'efficacité de votre remède.

Ci-inclus 50 francs.

Votre dévoué,

GILMAND,
Aumônier de S. A. Mᵍʳ le Prince de Ligne.

Monsieur,

En voyage, j'ai rencontré beaucoup de personnes qui ont été guéries d'asthme et de toux opiniâtres par votre remède; c'est pourquoi je vous prie de me l'adresser.

MIRLET,
Négociant à Dives.

Perpignan, 11 février 1873.

Monsieur,

Ce m'est un grand bonheur de pouvoir joindre à tant d'autres le témoignage de notre plus vive gratitude et de parler en toute occasion de la guérison de ma mère par votre remède. D'une activité fiévreuse par nature, elle se trouvait condamnée à l'inertie; ses souffrances étaient centuplées par son inaction, le chagrin envahissait son âme et ouvrait la porte au désespoir. Il faut avoir été témoin de ces cruels étouffements, de ces désolantes palpitations, occasionnés par la moindre contrariété, par la précipitation du plus petit mouvement, pour apprécier la valeur du remède qui les guérit souverainement. Le premier médecin qui soignait ma mère, plus d'un an avant la première attaque d'asthme, constata que cette affection, encore non apparente, ne tarderait pas à s'accentuer et qu'il y avait un commencement d'emphysème au cœur. En effet, longtemps après, un autre médecin traita ma mère pour l'asthme *sec nerveux*; il y eut quelques soulagements éphémères, la marche du mal était sensiblement progressive; c'est sur ces entrefaites que j'eus le bonheur de trouver votre adresse sur un journal et je vous écrivis avec une sorte de défiance et avec une hésitation d'autant plus grande que ma mère avait horreur de toute médecine. Cependant l'intensité du mal m'aida à la décider à accepter votre traitement; les plus heureux effets ne tardèrent pas à se produire, et aujourd'hui sa guérison est si complète que son état général semble s'être affermi en dépit de ses 66 ans et du peu de soins qu'elle se donne. Quatre flacons de votre remède ont suffi pour obtenir ce résultat inespéré. Elle se joint à moi pour vous témoigner sa plus vive reconnaissance et attester la vérité de ce qui précède, dont vous pouvez faire l'usage qui vous paraîtra bon.

Veuillez agréer, Monsieur, l'expression de mes meilleurs sentiments.

Comte CLAUDE DE SAINT-JEAN,
Rue de l'Ange, 8, à Perpignan (Pyrénées-Orientales).

Montebourg (Manche), 26 mai 1873.

Monsieur Aubrée :

Ci-inclus 25 francs pour recevoir les trois premiers flacons de votre traitement contre l'asthme. C'est pour une jeune femme d'une trentaine d'années qui en souffre extrêmement. Tant qu'à moi, je suis tout à fait guéri.

Agréez, etc.

FÉRET (Nicolas), tisserand.

Bayeux, 18 mai 1878.

MONSIEUR,

J'ai été très-heureux d'avoir recours à votre précieux médicament. Depuis de longues années, j'étais atteint d'étouffements causés par un asthme dont je souffrais beaucoup. Depuis que jai fait usage de votre potion, je n'éprouve plus aucun malaise je me porte très-bien, et je vous prie de m'insérer au nombre de vos autres guérisons.

L. FRANC.

---

27 novembre 1878.

Monsieur,

Il y a douze ans que mon fils a été guéri d'un asthme par l'emploi de votre médicament ; aussi j'ai dans son usage une confiance sans bornes, et je n'ai jamais manqué d'en faire part à tous les asthmatiques que j'ai rencontrés.

Agréez, Monsieur, tous mes remerciements.

DUBOIS, à La Touche.

Bucy-le-Long, 16 février 1873.

Monsieur,

J'ai suivi votre traitement il y a quelques années, et je m'en suis si bien trouvée que je ne cesse d'en faire connaître l'efficacité à toutes les personnes qui souffrent de l'asthme. Je vous ai fait vendre déjà plus de douze caisses. Croyez, Monsieur, que je suis heureuse de vous prouver ainsi ma profonde reconnaissance.

Je vous renouvelle ici tous mes remerciements.

Agréez, etc.

Veuve TOUCHART,
A Bucy-le-Long (Aisne).

Montauban, 26 avril 1873.

Monsieur,

Je vous serai obligé de m'envoyer, par retour du courrier, les trois premiers flacons de votre remède contre l'asthme.

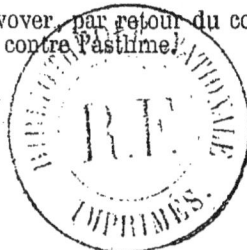

Ces flacons ne sont pas pour moi.

Je profite de cette circonstance pour vous témoigner toute ma satisfaction sur le résultat de ce remède, qui m'a entièrement guéri de l'asthme dont j'étais atteint depuis environ dix ans.

Votre bien dévoué.

MONTAUBERRY.

Deynze (Belgique), 24 septembre 1873.

Monsieur,

Par recommandation de M. Minnens, chef de station à Waereghem, je m'adresse à vous pour la même maladie que lui. Il y a deux ans environ que ledit M. Minnens, étant asthmatique, s'est trouvé entièrement guéri par le remède que vous lui avez envoyé. Je désire suivre votre traitement et vous prie de me le faire parvenir.

Adam HAMANT.

Plouy-Donqueur, 12 juin 1878.

Monsieur,

Il y a cinq ans, j'ai souffert d'un asthme nerveux qui, pendant onze mois, m'empêchait de dormir; j'eus alors recours à votre traitement et, depuis, je suis complètement et radicalement guéri. Depuis cinq ans, je n'ai pas une seule fois souffert de cette terrible indisposition; merci pour le service que vous m'avez rendu.

LEROY.

Clermont-Ferrand, 9 juillet 1873.

Monsieur,

Je prends la liberté de vous demander quelques renseignements avant de vous prier d'expédier le même traitement qui a eu tant de succès sur l'asthme dont mon frère était atteint. Deux flacons ont suffi pour guérir radicalement mon frère.

Recevez, etc.

CHAVEL.

Loriol, 2 décembre 1874.

Monsieur,

Ayant eu connaissance des cures opérées dans Loriol par votre remède antiasthmatique, et notamment celle de M. Lespinat, je vous prie de m'adresser vos six flacons.

J'ai l'honneur, Monsieur, de vous saluer.

DIANOUX.

Vitry-le-Croisé, 7 février 1873.

Monsieur,

Il y a une dizaine d'années, ma mère, étant asthmatique, eut recours à votre traitement; elle s'en trouva parfaitement. Aujourd'hui, me trouvant dans la même position qu'elle était, je vous prie de m'adresser votre remède.

VERPY, propriétaire.

---

3 juin 1880.

Monsieur,

Je viens d'apprendre que M. Garnier a été guéri de l'asthme par votre traitement lorsque vous habitiez Burie. Veuillez me l'adresser.

Agréez, etc.

BILLARD.

« REMARQUE : *La personne dont il est question est guérie depuis 17 ans, et depuis cette époque elle n'a pas éprouvé le moindre accès d'oppression..* »

Tréon, 25 avril 1880.

Monsieur,

J'aurais dû depuis bien longtemps venir vous dire le bon résultat que j'ai obtenu de votre potion antiasthmatique; les trois flacons que j'ai pris m'ont complètement guéri, je n'éprouve plus aucune gêne dans la respiration. Me trouvant si bien rétabli, n'ayant pris que les trois premiers numéros je ne vous ai pas demandé les trois derniers.

Je viens aujourd'hui vous prier de m'adresser votre traitement pour une dame de ma connaissance.

Recevez, Monsieur, etc.

LEBEL.

Arches, 1er juin 1879.

Monsieur,

Après avoir suivi votre traitement je suis radicalement guéri, et aujourd'hui je puis attester ma guérison et vous offrir mes sincères remerciements. Ma gratitude envers vous ne s'éteindra qu'avec la vie.

Recevez l'expression de toute ma reconnaissance.

DELOU.

Liart, 13 mai 1880.

Monsieur,

Ayant déjà fait usage de votre médication contre les accès d'asthme, et m'en étant très-bien trouvé, je viens au nom d'une malade qui a usé et abusé d'une foule de remèdes sans succès, vous prier de m'adresser votre traitement.

Agréez mes meilleurs sentiments.

Dr Desplons.

Mareigny, 8 novembre 1879.

Monsieur,

Veuillez m'envoyer six flacons de votre potion si précieuse pour l'oppression.

Ci-joint un mandat-poste.

Votre remède m'a guérie il y a dix ans. Cet envoi est pour un ami. Nombre de personnes vous ont demandé votre traitement en me voyant si bien.

Femme Bertier.

Benerville, 1er mars 1880.

Messieurs Aubrée et Guillemain,

Voilà un an que j'ai eu le bonheur de m'adresser à vous pour une oppression dont je souffrais depuis trois ans. J'étais, comme je vous l'ai dit, réduit à ne plus pouvoir coucher dans mon lit. Depuis que j'ai fait usage des quatre premiers flacons je suis parfaitement guéri. Je dors très-bien dans mon lit sans ressentir la moindre oppression. J'ai bon appétit.

Je vous prie d'agréer, Messieurs, l'assurance de ma plus grande reconnaissance.

Vastel.

Saint-Flour, 5 septembre 1879.

Monsieur,

Je suis heureux de vous transmettre la demande d'un de mes malades, atteint depuis longtemps d'accès d'asthme surtout muqueux. J'ai quelques clients affectés de la même maladie, et je les engage d'autant plus vivement à entreprendre votre traitement que vous avez soin de dire qu'il est à base d'iodure de potassium, et je suis fixé sur la réelle efficacité de ce médicament dans l'asthme, mais malheureusement dans les pharmacies il n'est pas toujours très-pur; je pense qu'à ce sujet votre préparation est excellente.

Agréez, etc.

Dr Hugon.

Paris, 26 février 1879.

Monsieur Aubrée,

Je ne sais comment vous témoigner ma reconnaissance pour le service que vous m'avez rendu de m'avoir sauvé la vie. C'est un miracle que votre remède a opéré sur moi. J'étais affligée d'une bronchite et d'une phthisie...

J'étais prise toutes les nuits de violentes quintes de toux, et j'avais tout lieu de croire que c'en était fait de moi.

Quand on pense que je ne pouvais plus quitter le lit ni prendre aucune nourriture !...

Tous ceux qui me connaissent disaient que j'étais poitrinaire et que je ne quitterais le lit que pour être conduite au cimetière. Aujourd'hui ils sont bien étonnés et disent que votre remède n'est pas assez connu. Car combien de femmes et de jeunes filles sont mortes qui n'étaient pas si malades que moi.

Ah ! Monsieur, que de grâces nous avons à vous rendre, moi, mon mari et mes quatre enfants.

Je mange bien, je ne tousse plus la moitié de ce que je toussais, je dors bien et me lève dans ma chambre. Enfin je suis bien mieux, la chose est incroyable.

J'ai une belle sœur qui ne demeure pas dans le même quartier que moi; elle avait déjà fait préparer ses vêtements de deuil pour venir à mon enterrement, mais grâce à votre remède elle peut les conserver pour plus tard.

Pardonnez-moi, Monsieur le Docteur, si je vous ai ennuyé trop longtemps.

J'ai l'honneur de vous saluer et de vous remercier beaucoup de la bonté que vous avez eue de m'envoyer votre potion.

F. TAILLIER.

Sincey, 20 avril 1879.

Monsieur,

J'ai voulu attendre avant de vous écrire afin de pouvoir vous donner le bon résultat de votre traitement. Après avoir pris trois flacons j'ai éprouvé un grand soulagement, et quand j'ai pris les flacons 4, 5, 6, j'en ai éprouvé un autre, et enfin j'ai trouvé une guérison complète, plus d'oppression, plus de toux.

Je ne peux jamais assez vous remercier de votre traitement antiasthmatique qui rend tant de services à la société. Je n'oublierai jamais celui que vous m'avez rendu en me donnant une guérison parfaite.

Je suis, Monsieur, avec le plus profond respect et la plus vive reconnaissance, votre bien dévoué.

ROUSSEAU.

Ormans, 16 juillet 1880.

Monsieur Aubrée,

Il y a environ trois ans, une oppression et une toux insupportable m'accablaient lorsque je fis usage de vos médicaments pour ce genre de maladie; je n'en eus pas plutôt fait usage que je me sentis renaître, la toux et l'oppression disparurent, ce qui étonna mes amis qui croyaient que je n'en reviendrais pas; aussi, Monsieur, est-ce avec toute la reconnaissance dont je suis capable que je vous adresse mes remerciements.

FAURE.

Amagé, 4 novembre 1879

Monsieur,

Le malade pour lequel je vous ai écrit il y a trois ans est complétement guéri grâce aux trois flacons que vous lui avez envoyés.

Un autre malade me charge de vous demander le traitement.

Votre bien dévoué.

MACÉ.

Marseille, 16 janvier 1878.

Monsieur,

Ne vous étonnez pas si j'ai tant tardé à vous écrire et à vous remercier infiniment de l'efficacité de votre potion. Depuis que j'ai pris les trois premiers flacons je suis radicalement guéri de la terrible maladie de l'asthme.

Votre reconnaissant serviteur.

X. MAINVIELLE.

Asnières, 21 novembre 1878.

Monsieur,

Je m'adresse à vous sur la recommandation de trois clients que vous avez guéri. M. Boscher, propriétaire à Rouen, notre ami, m'engage à vous écrire ayant été guéri par vous. Madame Crépin, de Rouen, guérie, ainsi que M. Bazire.

Vous voyez, Monsieur, que les bonnes recommandations ne manquent pas, ni à vous ni à nous.

J'ai toute confiance en votre remède.

ZAMBART.

La Leu, 1er décembre 1879.

Monsieur,

Dernièrement j'ai parlé à un de mes amis de la Rochelle, lui disant que je souffrais beaucoup de l'asthme, il m'a dit de vous écrire, parce que depuis huit ans il est totalement guéri de son asthme par votre traitement.

Veuillez donc aussi me l'envoyer.

BICHON.

Lannion, 20 avril 1879.

Monsieur;

Il y a deux ans j'ai employé votre potion antiasthmatique jusqu'au n° 6. Je suis complètement guéri aujourd'hui, et je vous en remercie bien sincèrement.

Veuillez agréer, etc.

YVES.

Paris, 29 mai 1874.

Monsieur Aubrée,

J'ai reçu les trois flacons demandés, et dès les premières cuillerées, je me suis vu guéri.

DEMAY,
Avenue de Clichy.

Bains de Saint-Aubin-sur-Mer (Calvados), 16 septembre 1873.

Monsieur,

Je vous prie d'envoyer une caisse de vos remèdes pour l'asthme à MM. Erkine, Scabank, Invargodon, Ress-Shire, Scotland.

Ci-inclus un billet de 50 fr.

Adressez-moi de vos brochures sous bande, pour que je puisse les envoyer à mes amis, en Angleterre. J'ai rencontré cet été une dame que vos remèdes ont complètement guérie; alors, autant qu'il dépendra de moi, je veux le faire savoir à tous ceux qui souffrent de cette cruelle maladie.

Mlle J. G. ANDERSON.

---

3 mai 1878.

Monsieur,

J'ai suivi votre traitement contre l'asthme, dont je souffrais depuis deux ans, et dès la première cuillerée, je me suis vu guéri; depuis ce temps (environ cinq ans), je ne cesse d'en faire connaître l'efficacité à toutes les personnes qui souffrent de cette pénible maladie.

Je vous renouvelle ici tous mes remerciements.

CUVELIER.

Moulin de Frébécourt, par Neufchâteau (Vosges), 18 novembre 1873.

Monsieur Aubrée,

Conformément à ce que vous m'avez prescrit, je vous donne de mes nouvelles. Après avoir pris votre médication, j'ai l'avantage de vous informer que votre remède a fait un puissant effet sur moi. Je n'ai pas été arrêté un seul moment depuis l'époque que j'ai commencé votre traitement.

Vous m'avez rendu à la vie, car je ne faisais plus que végéter.

Je ne puis assez vous témoigner ma reconnaissance pour tout le bien que vous m'avez fait.

Je vous ai adressé plusieurs personnes qui vous ont demandé votre médicament.

Recevez, Monsieur, etc.

Auguste Taillandier.

Paris, 15 avril 1874.

Monsieur Aubrée,

Il y a longtemps que j'aurais dû vous remercier, car ma guérison a été opérée par votre remède extraordinaire.

L'année passée, étant alors à Londres, je le commençai et le continuai ensuite à Paris, où je me rendis le même hiver. Je me trouvai en peu de temps si bien portante que je n'eus point de doute sur ma prochaine guérison ; elle a eu lieu et je n'hésite pas à vous offrir mes remerciements, espérant que d'autres, souffrant de la même maladie, pourront obtenir les mêmes bons résultats.

Quand je vois mes amis, je n'oublie jamais de louer le médecin-pharmacien de La Ferté-Vidame.

Je suis avec respect,

Henriette-Sophie Eliote.
V. 5, Eccleston-Square (London).

Saint-Nazaire (Loire-Inférieure), 11 décembre 1873.

Monsieur,

Il y a un certain nombre d'années, j'ai eu recours à votre médication contre l'asthme nerveux. Je m'en suis parfaitement trouvé et ne ressens plus aucune oppression.

Plusieurs personnes de ma connaissance, auxquelles j'avais fait part de ma guérison, vous ont écrit à Burie et n'ont point reçu de réponse. J'ai lu dernièrement, par hasard, dans un journal, une annonce qui m'apprend que vous habitez maintenant La Ferté-Vidame. Un de mes amis me charge de lui procurer votre remède et je vous prie de me l'envoyer.

Agréez, etc.

Houis, huissier.

Méault, 30 octobre 1878.

Monsieur,

Je viens vous annoncer que, grâce à votre précieuse potion, je suis guéri ; il est impossible de dire le bien qu'a produit en moi ce médicament; je ne néglige aucune occasion de le faire connaître et je voudrais que, pour le bien de l'humanité souffrante, il fût connu jusqu'aux extrémités de la terre.

TRAULLÉ, curé.

Monsieur,

Une personne de ma connaissance vient de me parler d'une cure véritablement extraordinaire opérée par votre traitement antiasthmatique; aussi je n'hésite pas à m'adresser à vous. On m'a dit que vous traitez vos malades par correspondance ; mais si vous jugiez préférable de voir la personne, nous n'hésiterions pas à aller vous voir.

Agréez, etc.

MAIRE,
Propriétaire à Château.

Chaux-de-Fonds (Suisse), 20 mars 1874.

Monsieur Aubrée,

Veuillez avoir l'obligeance de m'envoyer, en échange de ce mandat, les six flacons pour l'athsme. Les trois premiers sont destinés à un ami qui, ayant vu l'effet de votre remède, m'a chargé de les faire venir pour lui. Tout en vous félicitant et vous remerciant de m'avoir sorti des souffrances que je n'aurais pu supporter longtemps, je vous envoie mes sincères salutations.

François HUMBERT,
A la Boulangerie sociale.

Salonel, 2 juillet 1874.

Monsieur,

Je viens vous féliciter du médicament que j'ai reçu il y a cinq semaines; je me trouve très bien ; je suis rajeuni de dix ans. Il est bien regrettable que votre médicament ne soit pas encore plus propagé, car il est souverain.

Je vous salue respectueusement.

DAMIENS.

Lesneven, 1er juin 1874.

Monsieur,

Avant de vous donner de mes nouvelles, j'ai voulu attendre si le résultat obtenu se maintiendrait. Ainsi que je vous l'avais dit par ma première lettre, l'année dernière, j'ai été condamné par deux docteurs renommés, comme asthmatique incurable, et qui me forcèrent pour ainsi dire à quitter mon état, vu la position dans laquelle je me trouvais. Le 19 mai dernier, ayant passé devant le conseil de révision, j'ai été déclaré propre au service. Je me porte bien ; la nuit, je n'ai plus de suffocations, et n'ai plus conséquemment besoin de recourir à des palliatifs, tels que cigarettes et papier antiasthmatiques.

Sans manquer à mes devoirs les plus chers, je ne puis clore ma lettre sans vous remercier de tout mon cœur.

Votre serviteur,

Y. M. POCHARD.

Olargue, 30 mai 1873.

Monsieur,

La dame qui a fait usage de votre potion antiasthmatique, après avoir employé les quatre premiers flacons, ne ressent plus rien, mais absolument rien. Dans le cours du traitement, elle n'a eu qu'une légère oppression qu'elle attribuait à un rhume. Cette dame a 40 ans et toute sa famille est asthmatique.

Recevez, Monsieur, etc.

GELY, propriétaire.

Gozée, 5 février 1873,

Monsieur le Docteur,

Il y a un an, je vous ai fait la demande de votre remède contre l'asthme pour la sœur directrice de notre hospice d'Aulne.

Comme je vous le disais alors, elle souffrait de cette pénible maladie depuis quatorze ans. Elle n'avait pu, en dernier lieu, se mettre un instant au lit pendant cinq mois ; votre remède l'a parfaitement guérie. J'ai voulu attendre un an écoulé pour vous donner connaissance de ce fait, Monsieur le Docteur, afin de nous assurer que la guérison est bien réelle. La révérende sœur, qui depuis un an se trouve délivrée de ses pénibles oppressions et semble avoir repris une nouvelle vie, me prie de vous exprimer sa reconnaissance et de vous dire qu'elle prie Dieu de vous récompenser des efforts que vous avez faits pour venir au secours des personnes atteintes de cette cruelle affection.

Je vous permets, Monsieur, de faire de cette lettre l'usage que vous jugerez utile, dans l'intérêt de l'humanité souffrante.

Agréez, Monsieur, mes civilités les plus sincères.

BUISSERET,
Directeur de l'hospice d'Aulne-Gozée, province de Hainaut (Belgique).

Nous tenons à la disposition de toutes les personnes qui voudront en prendre connaissance, un tel nombre d'attestations de guérisons que deux jours ne suffiraient pas pour les lire.

Il est inutile de dire que presque tous les journaux scientifiques ont fait l'éloge de la médication Aubrée.

Pour terminer, nous citerons un article de la *Ligne droite*, revue universelle, numéro d'avril 1872 :

« La médecine, cette science vaste et profonde, a fait depuis quelques années d'immenses progrès. Des hommes ayant à cœur le bien de l'humanité, des savants, se sont mis à la recherche des remèdes propres à guérir les maladies *prétendues incurables* dont elle est si cruellement affligée. Tous, sans doute, n'ont pas réussi dans leur tâche ; mais ils continuent néanmoins leurs laborieux travaux, soutenus par l'espoir qu'ils atteindront le but désiré. Parmi les infatigables chercheurs qui ont eu le bonheur d'enrichir la médecine de bons, d'excellents, de merveilleux remèdes, citons tout particulièrement M. Aubrée, médecin-pharmacien. Son traitement pour les asthmes nerveux et muqueux est, sans contredit, le meilleur *qui existe* ; c'est l'opinion de nos célébrités médicales.

» Ce n'est point à l'aide d'une habile publicité que le remède de M. Aubrée a acquis la grande réputation dont il jouit : ce sont les asthmatiques qui doivent leur guérison à son emploi qui l'ont propagé, fait connaître partout. »

La potion Aubrée ne purge ni ne fait vomir ; elle n'apporte dans l'économie animale aucune perturbation, elle agit en favorisant l'expectoration. Ne pouvant pas en faire un remède secret, on prévient Messieurs les Médecins qu'elle est à base de potassium.

Le prix du traitement, qui se compose de six flacons étiquetés n°s 1, 2, 3, 4, 5 et 6, est de *cinquante francs*.

3 flacons . . . . **25 fr.**
ou 1 seul flacon. **9**

On devra adresser un mandat sur la poste à l'ordre de MM. AUBRÉE et GUILLEMAIN, pour recevoir grande vitesse, port aux frais du destinataire, le nombre de flacons que l'on désirera.

Aucune expédition ne sera faite contre remboursement.

Les timbres-poste ne sont pas acceptés en paiement.

NOTA. — Prière de donner bien exactement son adresse chaque fois qu'on écrira. A toute demande du remède, ne pas oublier d'indiquer par quelle gare l'endroit qu'on habite est desservi, c'est indispensable pour éviter les retards dans la réception de nos envois.

AUBRÉE,
Médecin-Pharmacien.

Vous êtes priés de faire passer cette petite Brochure aux asthmatiques de votre connaissance.

NOTA. — Ainsi qu'on le fait remarquer page 9 de cette brochure, la potion Aubrée ne guérit pas les *maladies du cœur et du poumon*, mais les personnes qui en sont atteintes trouveront dans le *Kaw-Turc* un incomparable, un tout-puissant remède pour anéantir instantanément les plus violents accès de toux et d'oppression. Le *Kaw-Turc* ne se vend que 3 fr. 25 la boîte rendu franco, et les malades qui l'ont employé *une fois renoncent pour toujours aux autres palliatifs :* c'est le plus bel éloge qu'on en puisse faire.

Le *Kaw-Turc* a cela de précieux qu'il n'empêche nullement le malade de suivre n'importe quel traitement par son médecin.

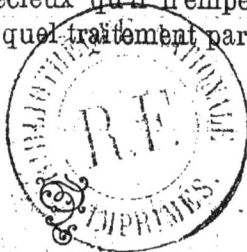

Chartres. — Éd. GARNIER, Imprimeur.

www.ingramcontent.com/pod-product-compliance
Lightning Source LLC
Chambersburg PA
CBHW060536200326

41520CB00017B/5258